BEI GRIN MACHT SICH IHR WISSEN BEZAHLT

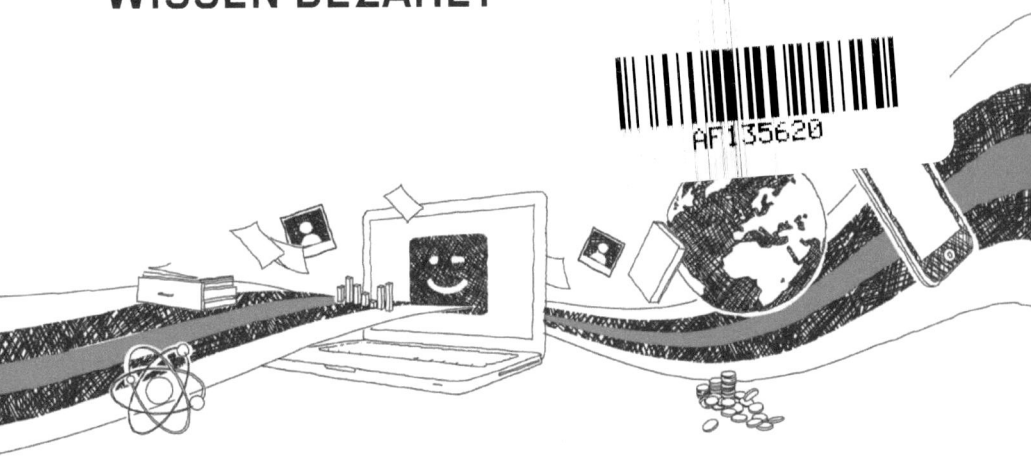

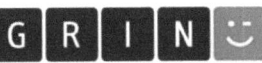

Schulische Prävention von schädlichem Substanzkonsum im Jugendalter. Analyse von Präventionsprogrammen

Daline Ostermaier

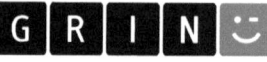

Bibliografische Information der Deutschen Nationalbibliothek:

Die Deutsche Nationalbibliothek verzeichnet diese Publikation in der Deutschen Nationalbibliografie; detaillierte bibliografische Daten sind im Internet über http://dnb.d-nb.de abrufbar.

ISBN: 9783346822444
Dieses Buch ist auch als E-Book erhältlich.

Druck und Bindung: Books on Demand GmbH, Norderstedt Germany
Gedruckt auf säurefreiem Papier aus verantwortungsvollen Quellen

Das vorliegende Werk wurde sorgfältig erarbeitet. Dennoch übernehmen Autoren und Verlag für die Richtigkeit von Angaben, Hinweisen, Links und Ratschlägen sowie eventuelle Druckfehler keine Haftung.

Das Buch bei GRIN: https://www.grin.com/document/1327822

Inhaltsverzeichnis

Abkürzungsverzeichnis

BZgA   Bundeszentrale für gesundheitliche Aufklärung

HAPA   Sozialkognitives Prozessmodell des Gesundheitsverhaltens

IFT   Institut für Therapie- und Gesundheitsforschung

SE   Selbstwirksamkeitserwartung

SKT   Sozialkognitive Theorie von Bandura

Abbildungsverzeichnis

Tabellenverzeichnis

Anlagenverzeichnis

1. Einleitung

„Die Gesundheitspsychologie beschäftigt sich mit der Bedeutung psychischer Merkmale und Prozesse für die Gesundheit und Krankheit des Menschen." (Bengel & Deinzer, n. d.) Daraus abgeleitete Theorien und Modelle zur Entstehung und Aufrechterhaltung gesundheitsbezogenen Verhaltens bilden eine grundlegende Säule zur Konstruktion und Evaluation präventiver Interventionsprogramme. (Deutsche Gesellschaft für Psychologie [DGPs], 2023) Ein relevantes Einsatzgebiet solcher Programme ist die Prävention von Substanzkonsum im Jugendalter. Je nach Substanz und Konsummuster geht ein erhebliches Gesundheitsrisiko von psychotropen Substanzen aus. Während die akute Intoxikation u. a. das Risiko einer Überdosierung birgt, gefährden insbesondere auch substanzbedingte Folgeerkrankungen die Gesundheit. So steht die in Deutschland am häufigsten konsumierte Substanz Alkohol mit zahlreichen psychiatrischen, neurologischen und internistischen Erkrankungen in Verbindung. (Bundesministerium für Unterricht, Kunst und Kultur, 2012, S. 144–145) Insgesamt sind in Industrieländern etwa 30 % aller Todesfälle in der Population der 15-29-Jährigen auf Substanzkonsum zurückzuführen. (Thomasius, 2019, S. 2) Fatal ist zudem, dass das Einstiegsalter bezüglich des Alkohol- oder Tabakkonsums zu sinken scheint. (Bundesministerium für Unterricht, Kunst und Kultur, 2012, 148, 154) Da Kinder und Jugendliche einen große Zeitraum ihres außerfamiliären Lebens in der Schule verbringen (Bundesministerium für Unterricht, Kunst und Kultur, 2012, S. 24), kommt der Implementierung von effektiven schulbasierten Programmen, die den Konsum von psychotropen Substanzen vorbeugen, eine besondere Bedeutung zu. Die vorliegende Arbeit soll daher der Forschungsfrage nachgehen, inwieweit sich bereits niederschwellige und einfache Maßnahmen zur schulischen Prävention von schädlichem Substanzgebrauch eignen. Hierfür sollen insgesamt drei Beispielprogramme herangezogen werden, um diese hinsichtlich der theoretischen Fundierung, der Wirksamkeit und der Praktikabilität zu vergleichen.

Zu Beginn dieser Arbeit wird zunächst auf den zentralen Begriff der Prävention eingegangen, um die für den weiteren Verlauf relevanten Fachbegriffe zu definieren. Den Kern des Theorieteils bildet jedoch die Zusammenstellung wichtiger störungsspezifischer Informationen rund um das Störungsbild des schädlichen Substanzgebrauchs, wobei sich hier möglichst auf das Alter der Adoleszenz konzentriert wird. Neben einer Definition des Störungsbegriffs liefert dieses Kapitel Daten zur Verbreitung von Substanzkonsum im Jugendalter, um die Relevanz für präventive Maßnahmen zu verdeutlichen. Außerdem werden ätiologische sowie gesundheitspsychologische Modelle und Theorien angerissen, da diese für die Konstruktion und Evaluation von Interventionsprogrammen eine wichtige Rolle spielen. Im Anwendungsteil erfolgt nach einer knappen Einführung in das Thema schulische Suchtprävention eine Auseinandersetzung mit den Programmen „Aktion Glasklar", „Be Smart – Don't Start" sowie „Unplugged". Zunächst wird jede Maßnahme einzeln beleuchtet, damit im Anschluss ein zusammenfassender Vergleich angestellt werden kann. Die Diskussion beinhaltet eine abschließende Empfehlung in Bezug auf die analysierten Programme sowie eine knappe kritische Reflexion des eigenen Vorgehens.

2. Theorieteil

2.1 Prävention: Definition

Das Bundesministerium für Gesundheit (BMG) definiert Prävention im Gesundheitswesen als einen „Oberbegriff für zielgerichtete Maßnahmen und Aktivitäten, um Krankheiten oder gesundheitliche Schädigungen zu vermeiden, das Risiko der Erkrankung zu verringern oder das Auftreten zu verzögern." (2022) Dabei lassen sich präventive Maßnahmen zum Beispiel nach dem sog. Spezifitätsmodell kategorisieren, welches vorrangig im Kontext der Suchtprävention Anwendung findet. Die Kategorisierung in universelle, selektive und indizierte Prävention geschieht hier vor dem Hintergrund der Spezifität und des Maßes der Gefährdung. (Franzkowiak, 2018, S. 7) Zielgruppe der universellen Prävention ist die Allgemeinheit, hierunter fallen z. B. Schulprogramme zur Förderung der Lebenskompetenzen. Selektive Prävention fokussiert Risikogruppen und indizierte Prävention richtet sich schließlich an Personen mit manifesten Problemen. (Paulik, Rabeder-Fink & Uhl, 2012, S. 21) Unabhängig von der Zielgruppe kann außerdem zwischen verhältnisorientierten und verhaltensorientierten Präventionsmaßnahmen unterschieden werden. Die Ansätze unterscheiden sich darin, ob sie sich auf die Lebens- und Arbeitsverhältnisse beziehen (Verhältnisprävention) oder, ob sie unmittelbar am Gesundheitsverhalten des Einzelnen ansetzen (Verhaltensprävention). Ein Begriff, welcher häufig im Zusammenhang mit der Prävention verwendet wird, ist Gesundheitsförderung. In Abgrenzung zur Prävention, die in erster Linie die Verringerung von Risikofaktoren zum Ziel hat, versucht die Gesundheitsförderung eher allgemeine Ressourcen und Schutzfaktoren zu fördern. (Robert Koch-Institut [RKI], 2023)

2.2 Schädlicher Substanzkonsum im Jugendalter

2.2.1 Klassifikation „schädlicher Gebrauch"

Im Kapitel 5 des Klassifikationssystems „ICD" (international classification of diseases) der Weltgesundheitsorganisation (WHO) wird der „schädliche Gebrauch" im Bereich der „Psychischen und Verhaltensstörungen durch psychotrope Substanzen" (F10-F19) aufgeführt. Damit ist der schädliche Gebrauch (F1x.1) neben dem Abhängigkeitssyndrom

(F1x.2) eine eigenständige Diagnose. Innerhalb der Gruppe der Störungen durch psychotrope Substanzen wird bei der Kodierung die Art der Substanz an dritter Stelle, das klinische Erscheinungsbild an vierter und weitere Differenzierungen an fünfter Stelle gekennzeichnet. (Dilling, Mombour & Schmidt, 2015, S. 110)

Der schädliche Gebrauch wird definiert als ein „Konsummuster psychotroper Substanzen, das zu einer Gesundheitsschädigung führt", welche sowohl körperlicher, als auch psychischer Art sein kann. (Dilling et al., 2015, S. 113) Die diagnostischen Leitlinien besagen daher, dass eine tatsächliche Schädigung der psychischen oder physischen Gesundheit stattgefunden haben muss. Im ICD-11 wird als Diagnosekriterium die Verursachung eines gesundheitlichen Schadens an Dritten durch den Konsumenten ergänzt. (Bühringer, Behrendt & Endrass, 2020, S. 847) Es wird außerdem erläutert, welche Bedingungen **keinen** schädlichen Gebrauch beweisen. Hierzu zählen z. B. negative soziale Folgen oder die gesellschaftliche Ablehnung des Konsumverhaltens bzw. der Substanz. Auch erfüllt die akute Intoxikation (F1x.0) oder ein „Kater" (hangover) nicht den für die Diagnose erforderlichen Gesundheitsschaden. (Dilling et al., 2015, S. 114) Seit dem ICD-11 kann zusätzlich eine zeitliche Komponente herangezogen werden. Die Diagnosekriterien müssen mindestens 12 Monate (bei episodischem Substanzgebrauch) oder 4 Wochen (bei nahezu täglichem Gebrauch) bestehen. (Bühringer et al., 2020, S. 847) Zuletzt besagt die Hierarchieregel, dass der schädliche Gebrauch nur dann diagnostiziert wird, sofern kein Abhängigkeitssyndrom (F1x.2), keine psychotische Störung (F1x.5) oder keine andere spezifische alkohol- oder substanzbedingte Störung vorliegt. (Dilling et al., 2015, S. 114)

Im Gegensatz zum ICD wurde die Unterscheidung zwischen Substanzmissbrauch und -abhängigkeit im DSM nicht beibehalten. Seit der Einführung des DSM-5 wurden der Substanzmissbrauch und die Substanzabhängigkeit im Rahmen der Diagnose „Substanzgebrauchsstörung" zusammengeführt. (Ullrich, 2018, S. 209) Durch diese Differenzen in der Klassifizierung des ICD-10 (bzw. ICD-11) und DSM-5 sind die Prävalenzraten in Bezug auf die entsprechenden Diagnosen nur begrenzt vergleichbar. (Bühringer & Behrendt, 2018, S. 335)

2.2.2 Epidemiologie des Substanzkonsums im Jugendalter

Für einen groben Überblick zur Epidemiologie des Substanzkonsums im Jugendalter sollen an dieser Stelle relevante Ergebnisse des Alkoholsurveys 2021 der

Bundeszentrale für gesundheitliche Aufklärung (BZgA) herangezogen werden, obwohl daraus nicht die Verbreitung zu schädlichem Gebrauch im Speziellen hervorgeht. Die Untersuchungen der BZgA beziehen sich auf den Alkoholkonsum, das Rauchverhalten sowie den Cannabiskonsum Jugendlicher (und junger Erwachsener) im Jahr 2021 und wurden im Rahmen von repräsentativen Querschnittsbefragungen (n = 7.002) durchgeführt. (Orth & Merkel, 2022, S. 3)

Im Jahr 2021 gaben 57,5 % der befragten 12-17-Jährigen an, schon mindestens einmal im Leben Alkohol getrunken zu haben. Im Vergleich dazu beträgt die Lebenszeitprävalenz für das Rauchen 17,1 % und für den Konsum von Cannabis 9,3 %. Alkohol ist damit die Droge, die von den Jugendlichen am wahrscheinlichsten konsumiert wird. (Orth & Merkel, 2022, S. 3–5) Dabei wird deutlich, dass mehr männliche als weibliche Jugendliche regelmäßig Alkohol zu sich nehmen. Insgesamt beläuft sich die 12-Monate-Prävalenz von regelmäßigem (wöchentlichem) Alkoholkonsum auf 8,7 %. Ein Anteil von 3,6 % gaben einen durchschnittlichen Alkoholkonsum an, der für Erwachsenen bereits als gesundheitlich riskant eingestuft wird. Ein Konsummuster, welches immerhin 11 % der Jugendlichen in den letzten 30 Tagen praktizierten, ist das sog. Rauschtrinken. Insgesamt ist in Bezug auf Alkoholkonsum eine deutliche Reduktion, um etwa 30 Prävalenzpunkte, im Zeitraum von 2001 bis 2021, zu beobachten. (Orth & Merkel, 2022, S. 3–4) Ähnlich verhält es sich beim Tabakkonsum. Der Anteil rauchender Jugendlicher lag im Jahr 2001 noch bei 27,5 %, d.h. der Anteil ist um etwa 10 % gesunken. (Orth & Merkel, 2022, S. 4) Ein entgegengesetzter Trend ist dahingegen beim Konsum von Cannabis erkennbar. Im Vergleich zum Jahr 2011 erhöhte sich sowohl die Lebenszeitprävalenz als auch die 12-Monate-Prävalenz. Allerdings ist der Anteil der Cannabiskonsumenten weitaus geringer als die der Tabak- und Alkoholkonsumenten. Einen regelmäßigen Cannabiskonsum gaben nur 1,6 % der Befragten an. (Orth & Merkel, 2022, S. 5)

Unter den illegalen Substanzen ist Cannabis jedoch mit Abstand am verbreitetsten. Die Drogenaffinitätsstudie der BZgA für das Jahr 2019 zeigt, dass jeder zehnte (10,6 %) 12-17-Jährige im bisherigen Leben schonmal eine illegale Droge konsumiert hatte, wobei der Konsum von Cannabis den Löwenanteil ausmacht. Die Lebenszeitprävalenzen anderer illegaler Drogen (Ecstasy, LSD, Heroin, usw.) betragen jeweils weniger als ein Prozent. (Orth & Merkel, 2020, S. 9)

2.2.3 Ätiologie von Substanzkonsumstörungen

Da Erkenntnisse zu Ätiologie und Verlauf von Substanzkonsumstörungen unmittelbaren Einfluss auf die Entwicklung von präventiven Ansätzen haben (Bühringer et al., 2020, S. 849), soll in Kürze ein Überblick über relevante Ansätze und Modelle erfolgen. In zahlreichen empirischen Studien wurden bereits eine Vielzahl an unterschiedlichen Einflussfaktoren auf den Substanzkonsum bei Kindern und Jugendlichen festgestellt. (Bühringer & Behrendt, 2018, S. 338) Es ist dabei allgemein von einem multidimensionalen Zusammenspiel aus (neuro)biologischen, genetischen, psychologischen, sozialen und gesellschaftlichen Einflüssen auszugehen (bio-psycho-soziales Modell). (Ullrich, 2018, S. 211) Ein Konzept, dass eine statistisch gewonnene Einordnung von Einflussfaktoren anstrebt, ist das sog. Risiko- und Schutzfaktorenkonzept. Anl. 1 kann für eine beispielhafte Zusammenführung von Risikofaktoren in Bezug auf problematischen Substanzkonsum herangezogen werden. Ein Problem, das bei diesem Ansatz besteht, ist die weitestgehend atheoretische Zusammenstellung einer Vielzahl an unterschiedlichsten Faktoren, welche z. B. keine Einordnung nach Relevanz im Entwicklungsverlauf zulassen. (Bühringer & Behrendt, 2018, S. 338–339) Ätiologische Modelle, die das Zusammenspiel möglichst vieler Faktoren zu integrieren versuchen, sind jedoch derart komplex, dass diese nicht mehr empirisch geprüft werden können. Aus diesem Grund werden solche komplexen ätiologischen Modelle auch als heuristisch bezeichnet. (Bühringer et al., 2020, S. 849)

Ein Beispiel für ein umfassendes heuristisches Modell, das auch entwicklungsbiologische und -psychologische Erkenntnisse mit einbezieht, ist das Umwelt-Vulnerabilitäts-Modell. Es werden hierbei die Übergänge zwischen den verschiedenen „Phasen" des Konsums, von der anfänglichen Abstinenz, über den riskanten Konsum und den schädlichen/ abhängigen Konsum, bis hin zur Remission oder zur chronischen Konsumstörung, beleuchtet. Abb. 1 veranschaulicht, welche Einflüsse (neben substanzbezogenen Faktoren) über die Entwicklungsstufen riskanten oder abhängigen Verhaltens hinweg besonders zu berücksichtigen sind. (Bühringer et al., 2020, S. 850)

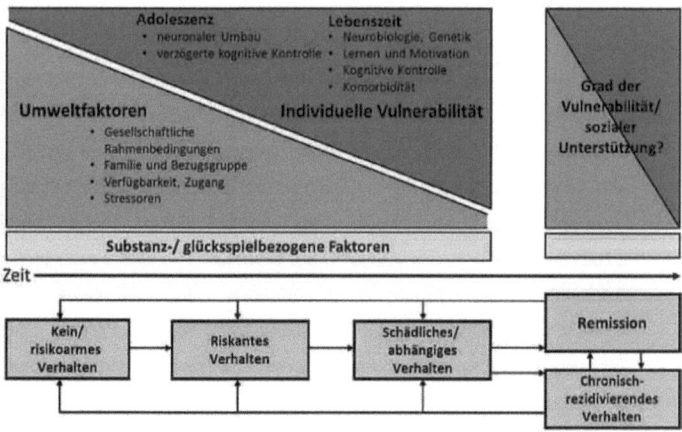

Abb. 1 Umwelt-Vulnerabilitäts-Modell für die Einflussfaktoren bei der Entwicklung riskanten und abhängigen Verhaltens
(Quelle: Bühringer et al., 2020, S. 850)

Für den Übergang von Abstinenz zu risikoarmem sowie zu riskantem Konsum sind z. B. vorwiegend umweltbezogene und soziale Faktoren von zentraler Bedeutung. Dazu zählen Aspekte, wie das Modelllernen, aber auch Bedingungen, wie Zugang, Verfügbarkeit oder Preis der Substanz. Im Gegensatz dazu dominiert beim Übergang zum schädlichen Gebrauch und zum abhängigen Verhalten insbesondere der Einfluss individueller Vulnerabilitätsfaktoren. (Bühringer et al., 2020, S. 849-850) Da spezifisch der schädliche Gebrauch in dieser Arbeit thematisiert wird, soll im Folgenden näher auf potenzielle Vulnerabilitätsfaktoren eingegangen werden, die laut dem Modell ausschlaggebend für die Entwicklung von schädlichem Konsumverhalten sind. Relevant sind hier insbesondere entwicklungsbiologische bzw. entwicklungspsychologische Anteile. In der Zeit der Adoleszenz bestehen die höchsten Inzidenzraten für Konsumstörungen, was u. a. darauf zurückzuführen ist, dass Jugendliche eine besonders hohe Orientierung an Modellen aus der Peergroup, sozialen Netzwerken sowie anderen Medien aufweisen. (Bühringer et al., 2020, S. 853) Darüber hinaus ist die Risikowahrnehmung und die kognitive Kontrolle aufgrund von neuronalen Umbauprozessen vergleichsweise noch schwach ausgeprägt. (Bühringer et al., 2020, S. 854) Abgesehen von der Adoleszenz beeinflussen neurobiologische Aspekte und die kognitive Kontrolle auch über die restliche Lebenszeit die individuelle Vulnerabilität. Hinzu kommen genetische Faktoren, die zusammen mit Umweltfaktoren eine familiäre Häufung von Konsumstörungen verursachen. Immerhin wird die Erblichkeit von Substanzkonsumstörungen auf 50 % geschätzt. (Bühringer et al., 2020, S. 850) Außerdem werden Mechanismen des Lernens und der Motivation als wichtige Wirkfaktoren gesehen. Behaviorale Modelle erklären die Substanzstörungen beispielsweise so, dass die Substanzeinnahme als instrumentelles Verhalten den Zweck erfüllt, die mit der Substanzwirkung korrelierenden Konsequenzen herzustellen. Der Konsum wird dabei durch die als positiv erlebten Effekte (z. B. Entspannung) positiv verstärkt und gleichzeitig über die Beendigung negativ erlebter Zustände (z. B. innere Anspannung) negativ verstärkt. (Bühringer et al., 2020, S. 852) Nicht zuletzt spielen aber auch Komorbiditäten eine erhebliche Rolle bei der Entstehung von substanzbezogenen Störungen. Die Selbstmedikationshypothese geht dabei davon aus, dass die regelmä-ßige Substanzeinnahme teilweise zur Regulierung von Symptomen psychischer Störun-gen (z. B. Angststörungen) aufgenommen wird. (Bühringer et al., 2020, S. 853)

2.2.4 Relevante gesundheitspsychologische Modelle

In der Gesundheitspsychologie wird versucht Gesundheitsverhalten mithilfe von Theo-rien und Modellen zu erklären und vorherzusagen. Unter dem Begriff Gesundheitsver-halten wird jegliches Verhalten verstanden, „das die Gesundheit fördert und langfristig erhält, Schäden und Einschränkungen fernhält und die Lebenserwartung verlängert". (Lippke & Renneberg, 2006, S. 43) Es kann sich jedoch ebenso um die Unterlassung eines Risikoverhaltens handeln, also die Reduzierung oder Unterlassung von Verhal-tensweisen, die die Gesundheit gefährden. (Lippke & Renneberg, 2006, S. 43) Im Fol-genden sollen beispielhaft Modelle vorgestellt werden, die sich in Bezug auf das Risiko-verhalten des schädlichen Substanzkonsums anwenden lassen.

Ein in verschiedenen Bereichen gut untersuchtes und in Interventionsprogrammen inte-griertes Modell ist die sozial-kognitive Theorie von Bandura (SKT). (Daniel, Jansen & Baumann, 2020, S. 39) Der Fokus dieses Modells liegt auf den Prozessen, die zu einer Intentionsbildung führen, da kurzfristige und langfristige Ziele eine wichtige Vorausset-zung für das Ändern des (Gesundheits-)Verhaltens sind. Abb. 2 veranschaulicht, dass die Ziele eines Menschen grundlegend von der Selbstwirksamkeitserwartung (SE), der Ergebniserwartung sowie von soziokulturellen, behindernden und unterstützenden Fak-toren bedingt wird.

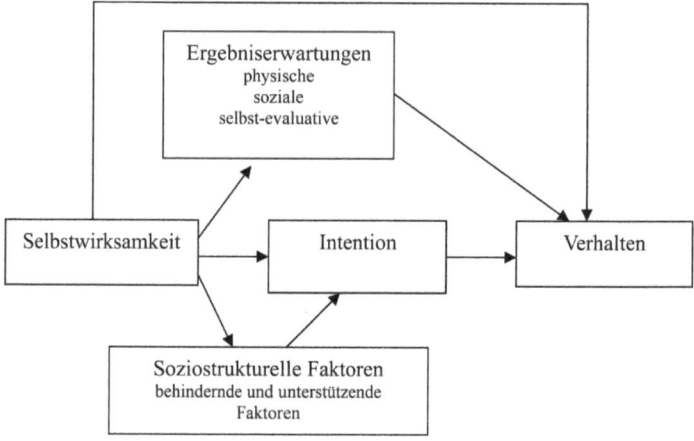

Abb. 2 vereinfachte Skizze zur sozial-kognitiven Theorie nach Bandura
(Quelle: Egger, 2011, S. 44)

Besonders dominierend und für Banduras Theorie zentral ist die SE, die im Kern aussagt, wie groß das Vertrauen in die eigene Kompetenz ist, ein Verhalten ändern zu können. Dies geht auch mit der Überzeugung einher, schwierige Aufgaben und Situationen aktiv beeinflussen zu können und wirkt sich wiederum darauf aus, wie groß die Toleranz bei aufkommenden Schwierigkeiten ist, bevor aufgegeben wird. (Daniel et al., 2020, S. 38) Die SE wird insbesondere durch eigene Erfolgserfahrungen gestärkt. Beobachtungslernen und verbale Verstärkung können jedoch auch eine Teilrolle spielen. (Lippke & Renneberg, 2006, S. 44)

Die Ergebniserwartung, welche zum Teil von der SE abhängt, äußert sich auf insgesamt drei Ebenen. Positive und auch negative Ergebniserwartungen können eine physische Komponente („wenn ich auf der Party nicht zu viel trinke, dann habe ich am nächsten Tag keinen Kater"), eine soziale Komponente („wenn ich auf der Party nicht zu viel trinke, dann mache ich mich vor den anderen nicht lächerlich") sowie eine selbstevaluierte Komponente („wenn ich auf der Party nicht zu viel trinke, dann bin ich stolz auf mich") beinhalten. (Lippke & Renneberg, 2006, S. 42) Einen Einfluss auf potenzielle Verhaltensveränderungen haben außerdem soziokulturelle, behindernde und unterstützende Faktoren, wie z. B. die soziale Unterstützung. Insgesamt bedingen also alle genannten Teilkomponenten die Bildung von kurzfristigen Zielen („auf der heutigen Party will ich nur so viel trinken, dass ich noch voll zurechnungsfähig bin") und langfristigen Zielen („wenn ich

17

in Zukunft Alkohol trinke, dann nur in geringen Mengen"). (Lippke & Renneberg, 2006,
S. 42) Eine Schwäche, die die SKT aufweist, ist, dass sie keine volitionalen Aspekte
integriert, d. h. es bleibt offen, welche Prozesse zwischen der Intentionsbildung und der
tatsächlichen Umsetzung des geplanten Verhaltens stattfinden.

Ein weiteres vielfach geprüftes Modell, welches Konstrukte der SKT aufgreift, dabei aber
sowohl motivationale als auch die bisher unberücksichtigten volitionalen Aspekte integriert, ist das sozialkognitive Prozessmodell des Gesundheitsverhaltens (Health Action
Process Approach; HAPA). (Schwarzer, Lippke & Luszczynska, 2011, S. 162) Wie Abb.
3 veranschaulicht, durchläuft ein Mensch laut dem Modell chronologisch verschiedene
Phasen mit jeweils unterschiedlichen wirksamen Variablen. Zusammenfassend passie-
ren in der motivationalen Phase zunächst konflikthafte Entscheidungs- und Motivie-
rungsprozesse, welche in einer Zielsetzung münden. Die dadurch eingeleitete volitionale
Phase beinhaltet die Planung und Integration des neuen Verhaltens in den Alltag. (Lippke & Schüz, 2019, S. 304)

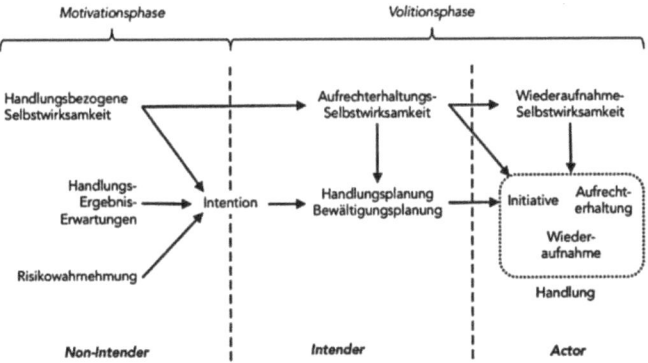

Abb. 3   Sozial-kognitives Prozessmodell gesundheitlichen Handelns
(Quelle: Lippke & Schüz, 2019, S. 304)

In der anfänglichen Motivationsphase gilt die Person zunächst als Non-Intender („Ich
beabsichtige nicht meine Rauchgewohnheiten zu verändern") und wird, bis es zu einer
Zielsetzung gekommen ist, insbesondere von Kognitionen beeinflusst. Die Risikowahrnehmung, also die subjektive Einschätzung der eigenen Verwundbarkeit („Mein Risiko
eine Tabakabhängigkeit zu entwickeln ist hoch"), löst bei wahrgenommener Bedrohung
eine Abwägung von Handlungsergebnissen aus („Wenn ich aufhöre auf Partys

mitzurauchen, setze ich mich keinem Risiko aus eine Sucht zu entwickeln" und „...werde ich womöglich ausgegrenzt."). Abhängig davon und von der SE („Ich bin davon über-zeugt, dass ich eine mir angebotene Zigarette ablehnen kann, selbst, wenn ich der ein-zige Nicht-Rauchende wäre") entsteht im nächsten Schritt potenziell eine konkrete Ziel-setzung („Ich möchte von nun an nein sagen, wenn mir jemand auf einer Party eine Zigarette anbietet."). Die Bildung dieser Intention stellt den Übergang zur Volitionsphase dar. (Schwarzer et al., 2011, S. 162–163) Die Person gilt nun als Intender und das be-absichtigte Verhalten wird geplant, um es im nächsten Schritt auch tatsächlich umsetzen zu können. Dieser letzte Schritt wird als aktive Phase der Volitionsphase bezeichnet. Als Actor ergreift die Person nun die Handlungsinitiative und -aufrechterhaltung und ver-sucht Distraktoren abzuschirmen. Die erfolgreiche Integration des neuen Verhaltens ist auch davon abhängig, ob personale und soziale Ressourcen genutzt werden können, wenn Hürden überwunden werden müssen. Die SE ist nicht nur zu Beginn ausschlag-gebend, sondern übt auch in der Volitionsphase einen entscheidenden Einfluss auf den weiteren Verlauf aus. (Lippke & Schüz, 2019, S. 304–305)

2.3 Zusammenfassung des Theorieteils

Im Folgenden sollen die wichtigsten Erkenntnisse des Theorieteils wiederholt werden und die Zusammenhänge der einzelnen Schritte hergestellt werden. Zu Beginn der Ar-beit erfolgte eine knappe Definition des Begriffs der Prävention, um den thematischen Hintergrund der Arbeit zu verdeutlichen und wichtige Begriffe im Kontext zu erläutern. Unter Prävention fallen zielgerichtete Maßnahmen, die dazu dienen, Gesundheitsschä-digungen und Krankheiten zu vermeiden, das Risiko zu verringern oder auch das Auf-treten zu verzögern. (BMG, 2022) In einem nächsten Schritt wurde ein grober Überblick zum Störungsbild des schädlichen Substanzkonsums hergestellt, um störungsspezifi-sche Aspekte hervorzuheben, die beim Einsatz präventiver Maßnahmen zu berücksich-tigen sind. Zusammenfassend kann berichtet werden, dass schädlicher Gebrauch nach ICD-10 eine tatsächliche Schädigung der psychischen oder physischen Gesundheit be-inhaltet. (Dilling et al., 2015, S. 113) Die Relevanz präventiver Maßnahmen kann anhand von epidemiologischen Daten nachvollzogen werden. Aus dem Alkoholsurvey 2021 der BZgA geht z. B. hervor, dass insbesondere der Alkohol- und Tabakkonsum und in Bezug auf illegale Substanzen Cannabis unter Jugendlichen verbreitet ist. (Orth & Merkel, 2022, S. 3–5) Theoretische Ansatzpunkte für präventive Maßnahmen und Programme sind in ätiologischen Modellen zu finden. Allgemein ist in Bezug auf die Entstehung von schäd-lichem Substanzgebrauch von einem multidimensionalen Zusammenspiel aus (neuro)bi-ologischen, genetischen, psychologischen, sozialen und gesellschaftlichen Einflüssen auszugehen. (Ullrich, 2018, S. 211) In der Adoleszenz sind hier insbesondere Aspekte, wie der neuronale Umbau und die daraus resultierende verzögerte kognitive Kontrolle sowie allgemein die sehr starke Orientierung an der Peergroup zu berücksichtigen. (Büh-ringer et al., 2020, S. 849–850) Weitere wichtige Aspekte, die eine theoretische Grund-lage für präventive Maßnahmen bilden, entstammen der Gesundheitspsychologie. Durch die Aufarbeitung zweier gängiger und geprüfter Modelle für das Gesundheitsver-halten (SKT; HAPA) konnten wichtige Einflussfaktoren ausgemacht werden, die das Ge-sundheitsverhalten vorhersagen können. Als besonders relevant wird z. B. die SE gese-hen, die sowohl an der Intentionsbildung als auch bei der Handlungsumsetzung und -aufrechterhaltung beteiligt ist. (Lippke & Renneberg, 2006, S. 58) Auf Grundlage des Theorieteils wird nun das Thema Prävention im schulischen Kontext eingeleitet, um im Anschluss ausgewählte Programme zu evaluieren und zu vergleichen.

3. Anwendungsteil

3.1 Suchtprävention im Setting Schule

Schulische Suchtprävention ist in ein breiteres Konzept der Gesundheitsförderung eingebettet und fokussiert allgemein die Minimierung von Risikofaktoren und die Förderung von Schutzfaktoren bzw. Ressourcen, wodurch sich drei Ebenen schulischer Suchtprävention ableiten lassen. Die Förderung der Lebenskompetenzen von Jugendlichen (personenorientiert), die Förderung der Lebensqualität in Klasse und Schule (strukturorientiert) sowie die Förderung eines adäquaten Umgangs mit psychoaktiven Substanzen im schulischen Umfeld. Die Schule als Organisation ist in der Position angemessene Strategien zu entwickeln, dazu zählt das Setzen von Regeln und Grenzen, aber auch die Berücksichtigung der Vorbildfunktion von Lehrenden. Nicht zuletzt ist die Entwicklung von Handlungsmodellen für problematische Situationen und Krisen wichtig. (Bundesministerium für Unterricht, Kunst und Kultur, 2012, S. 26) Im Folgenden sollen konkrete Präventionsprogramme vorgestellt und verglichen werden, die einen bedeutenden Beitrag zur schulischen Prävention von (schädlichem) Substanzkonsum leisten können.

3.2 Präventionsprogramm „Aktion Glasklar"

3.2.1 Allgemeine Informationen

Die „Aktion Glasklar" ist eine Sensibilisierungskampagne zum Alkoholkonsum für Jugendliche ab einem Alter von 12 Jahren und für ihre erwachsenen Bezugspersonen. Das konkrete Ziel besteht darin, die Auseinandersetzung von Jugendlichen mit der Thematik zu fördern und Arbeitsmaterialien für Lehrkräfte und Jugendgruppenleitende bereitzustellen. (Landespräventionsrat Niedersachsen [LPR], 2022a, S. 1) Die Aktion Glasklar wurde vom Institut für Therapie- und Gesundheitsforschung (IFT-Nord) entwickelt. Mit Förderung der DAK-Gesundheit in Deutschland ist sie seit dem Schuljahr 2004/2005 im Einsatz. (IFT-Nord gemeinnützige GmbH, 2023) Außerdem wird das Programm regelmäßig aktualisiert und steht kostenfrei zur Verfügung. (Isensee & Hanewinkel, 2021, S. 733)

Für die verschiedenen Zielgruppen und Ziele stehen unterschiedliche Methoden und In-
strumente zur Verfügung. Die erste Komponente der Kampagne richtet sich an die Jugendlichen und soll eine aktive Auseinandersetzung mit dem Thema Alkoholkonsum fördern. Für Jugendliche bis 16 Jahre wird Abstinenz angestrebt, für die Altersgruppe ab
ca. 16 Jahren zusätzlich Verzicht hinsichtlich Menge, Häufigkeit oder Situation, um riskante Konsumformen zu verhindern. Für beide Zielgruppen ist jeweils eine Informationsbroschüre vorgesehen, wobei beide zentrale Themen, wie die Alkoholwirkung oder die
rechtliche Situation, aufgreifen. (Isensee & Hanewinkel, 2021, S. 733–734) Die zweite
Komponente ist die adäquate Informierung der Eltern, sodass diese Hilfestellungen zum
angemessenen Aufgriff der Thematik mit ihren Kindern erhalten. Zuletzt steht außerdem
die Versorgung von Bezugspersonen (Lehrkräfte/ Jugendgruppenleitende) mit fachge-
rechten Materialien im Fokus. Die Informationsbroschüre liefert Lehrkräften Vorschläge
für die Unterrichtsgestaltung und die Jugendarbeit (LPR, 2022a, S. 1), wobei Anregungen für insgesamt acht didaktisch ausgearbeitete Unterrichtseinheiten (inkl. Übungen
und interaktiven Aufgaben) angeboten werden. (Isensee & Hanewinkel, 2021, S. 734)
Darüber hinaus bietet die Aktion Glasklar ein Quiz mit halbjähriger Verlosung von Sach-
und Geldpreisen an. Auf der Website www.aktion-glasklar.de ist die Online-Teilnahme
am Quiz, der Download der Broschüren sowie die Durchführung von interaktiven Tests
möglich. (Isensee & Hanewinkel, 2021, S. 734)

3.2.2 Evaluation

Um die theoretische Fundierung des Programms einzuschätzen, analysierte die Autorin
insbesondere die Inhalte der Unterrichtseinheiten, die in der Broschüre für Lehrkräfte
erläutert werden. Es wurde deutlich, dass zum Teil die Förderung der Risikowahrnehmung angestrebt wird, indem über negative Folgen und Risiken von Alkohol aufgeklärt
wird. Angstapelle und abschreckende Wissensvermittlung sollen den Jugendlichen mit-
teilen, dass z. B. die Gesundheit, durch den Konsum bedroht ist. Die hierdurch ausge-
löste Furcht soll eine Schutzmotivation auslösen, die dann z. B. in der Unterlassung des
Risikoverhaltens (Alkoholmissbrauch) resultieren soll. (Lippke & Schüz, 2019, S. 300)
Dieser Ansatz ist jedoch kritisch zu betrachten, da Jugendliche die abschreckenden Informationen selten mit der eigenen Verwundbarkeit in Verbindung setzen. (Roth & Petermann, 2006, S. 167) Allerdings gehen die Informationen der Aktion Glasklar über das
Vermitteln der Gefahren von Alkohol hinaus. So bezieht sich eine der

Unterrichtseinheiten auf das Thema „Nein sagen können", wodurch vermutlich der Aufbau von Widerstandsfähigkeit gegenüber sozialem Einfluss gefördert werden soll. Dies ist sinnvoll, da Modelle aus der Peergruppe einen besonders starken Einfluss auf Jugendliche haben und Gruppendruck durch Gleichaltrige das eigene Konsumverhalten beeinflusst. (Bühringer et al., 2020, S. 853) Zuletzt könnten einzelne Unterrichtseinheiten darauf abzielen, dass die Jugendlichen ihre Handlungsergebniserwartungen in Bezug auf den Alkoholkonsums abwägen, indem die Reflexion persönlicher Motive und gesellschaftlicher Normen gefördert wird. (z. B. „Warum trinke ich Alkohol?") Das Programm soll also zur Entstehung einer Änderungsintention (Alkohol verantwortungsvoll zu konsumieren) beitragen. Laut des LPR erfüllt das Präventionsprogramm insgesamt die Kriterien in Bezug auf die Konzeptqualität. (LPR, 2022a, S. 2)

Die Wirksamkeit der Kampagne soll nun anhand einer randomisierten kontrollierten Studie von Morgenstern, Wiborg, Isensee & Hanewinkel (2009) überprüft werden. Die Stichprobe beinhaltete 81 Klassen der 7. Jahrgangstufe von insgesamt 30 verschiedenen weiterführenden Schulen aus Schleswig-Holstein (n = 1686). (Isensee & Hanewinkel, 2021, S. 734) Es wurden vier verschiedene Schulformen (Hauptschule, Realschule, Gymnasium, Gesamtschule) in die Stichprobe aufgenommen, welche mit einem unterschiedlichen sozioökonomischen Status in Verbindung stehen. Die Zuordnung gesamter Schulen (cluster-randomisiert) zu einer Kontroll- und Interventionsgruppe erfolgte, im Anschluss an die Sortierung der Schulformen, zufällig. (Morgenstern et al., 2009, S. 403–404) Nur die Schulen der Interventionsgruppe setzten die Aktion Glasklar im schulischen Setting um. Hierfür wurden im einem zeitlichen Rahmen von 3 Monaten die Broschüren verteilt und vier festgelegte Unterrichtseinheiten (von den insgesamt 8) im Klassenverband durchgeführt. (Morgenstern et al., 2009, S. 403) Die Erhebung erfolgte durch eine dreistufige Fragebogenbefragung unter den Schüler*innen. Eine Präbefragung wurde vor Beginn der Intervention durchgeführt, die Postbefragung fand 4 Monate und das Follow-up 12 Monate nach Beginn der Intervention statt. (Isensee & Hanewinkel, 2021, S. 734) Dabei wurden die Kriterien Alkoholkonsum, alkoholbezogenes Wissen, Einstellungen und Konsumabsichten sowie potenzielle Kovariaten untersucht. (Morgenstern et al., 2009, S. 404) Die Ergebnisse der Studie ergaben, dass signifikante und stabile Effekte einer Interventionsteilnahme auf das alkoholbezogene Wissen sowie die Häufigkeit des Rauschtrinkens zu beobachten sind. Bezüglich des alkoholbezogenen Wissens wies die Interventionsgruppe einen 9,7 % höheren Index im Wissensscore als die Kontrollgruppe auf, welcher sich im Follow-up auf 6,2 % reduzierte. Die signifikant niedrigeren Werte in der Häufigkeit des Rauschtrinkens spiegeln sich in den Odd-Ratios wider, welche 0,56 (Postbefragung) bzw. 0,74 (Follow-up) betrugen. Keine Effekte konnten auf die allgemeine Häufigkeit des Konsums, auf kritische Einstellungen zum Konsum oder auf die <u>Konsumabsichten</u> festgestellt werden. (Isensee & Hanewinkel, 2021, S. 734) Nach Meinung des Autors kritisch zu betrachten ist, dass nur 4 Unterrichtseinheiten der insgesamt 8 durchgeführt wurden, wodurch unklar bleibt, ob die ausgeschlossenen Inhalte einen zusätzlichen Effekt erzielt hätten. In Bezug auf die Prävention schädlichen Konsums ist festzuhalten, dass eine tatsächliche Veränderung im Verhalten, nämlich ein Verzicht in Bezug auf Alkoholmenge (weniger Rauschtrinken), erzielt wird. Die schnell bzw. leicht umzusetzende, breit akzeptierte und kostenfreie Methode weist eine hohe Praktikabilität auf und erreichte bisher deutlich über 80.000 Personen. (Isensee & Hanewinkel, 2021, S. 734) Aus diesen Gründen ist die Aktion Glasklar bereits von verschiedenen Institutionen in die Liste evidenzbasierter Verfahren aufgenommen worden (z. B. „grüne Liste Prävention" des LPR).

3.3 Präventionsprogramm „Be Smart – Don't Start"

3.3.1 Allgemeine Informationen

„Be Smart – Don't Start" ist ein im Jahr 1996 veröffentlichtes universelles schulbasiertes Programm zur Prävention des Rauchens und basiert auf einem Wettbewerb für rauchfreie Klassen, bei dem allein in Deutschland jährlich ca. 10.000 Klassen teilnehmen. (Isensee & Hanewinkel, 2011, S. 2–5) Es ist außerdem Teil der Grünen Liste Prävention des LPR. Ziel ist es, den Einstieg in das Rauchen zu verhindern bzw. zu verzögern. Darüber hinaus sollen Jugendliche, die bereits erste Erfahrungen mit dem Rauchen gemacht haben, motiviert werden, den Konsum zu hinterfragen und zu reduzieren. Begleitet wird das Programm von gesundheitsfördernden Maßnahmen. (Isensee & Hanewinkel, 2011, S. 2) Zielgruppe sind insbesondere 6. bis 8. Klassen (also Schüler*innen im Alter von 11 bis 14 Jahren) mit einem Rauchenden-Anteil unter 10 %. Zu Beginn jedes Schuljahres erhalten alle Schulen Informations- und Anmeldungsmaterialien zum Wettbewerb. Die Anmeldung ist kostenlos und erfolgt durch eine Lehrkraft, wenn sich mindestens 90 % der Schüler*innen einer Klasse für die Teilnahme aussprechen. Nimmt eine Klasse teil, erhält sie eine Klassenmappe mit den nötigen Materialien und die Eltern der Teilnehmenden erhalten zusätzlich Informationsmaterialien, u. a. mit Anregungen zur Unterstützung ihrer Kinder. (LPR, 2022b, S. 1) Das Prinzip des Programms basiert auf der Selbstverpflichtung der Jugendlichen zur 6-monatigen Abstinenz, welche in einem schriftlichen Vertrag festgehalten wird. Dabei sind alle Formen von Tabak und Nikotin inbegriffen. Die Rauchfreiheit wird wöchentlich im Klassenverband abgefragt und dokumentiert sowie einmal im Monat an die Wettbewerbsleitung, das IFT-Nord, zurück-gemeldet. (Isensee & Hanewinkel, 2018, S. 1446) Alle Schüler*innen der bis zum Ende rauchfrei gebliebenen Klassen (mindestens 90 % der Klasse sind rauchfrei) erhalten ein Klassenzertifikat für die erfolgreiche Teilnahme und dürfen an der abschließenden Ge-winnziehung teilnehmen, bei der als Hauptpreis eine Klassenfahrt vergeben wird. Dar-über hinaus gibt es verschiedene Sach- und Geldpreise sowie je nach Bundesland Son-derpreise für besonders kreative Aktionen der Klassen oder Mehrfachteilnahmen. (Isen-see & Hanewinkel, 2011, S. 11)

3.3.2 Evaluation

Isensee und Hanewinkel (2012, S. 111) erläuterten die theoretischen Hintergründe des Präventionsprogramms. Das Vergeben von Preisen zielt auf ein lerntheoretisches Wirk-prinzip ab, da der Gewinn eines Preises das Nichtrauchen positiv verstärkt und dadurch die Wahrscheinlichkeit des erwünschten Verhaltens erhöht wird. Außerdem werden durch den Wettbewerb die nichtrauchenden Klassenkameraden sichtbar gemacht, so-dass das Prinzip des Modelllernens wirksam werden kann. Aus gesundheitspsychologi-scher Sicht setzt der Wettbewerb an den subjektiven Normen an, da der erlebte soziale Druck, das Zielverhalten (also das Nichtrauchen) auszuführen, erhöht wird. Laut dem Modell des geplanten Verhaltens beeinflussen subjektive Normen die Intention, welche wiederum eine Voraussetzung für Verhaltensänderungen sind. (Lippke & Schüz, 2019, S. 301) Andere Einflussfaktoren dieses Modells werden jedoch kaum angesprochen. So spricht der Wettbewerb die Einstellungen über das Rauchen und die wahrgenommene Verhaltenskontrolle (vergleichbar mit SE) der Schüler*innen nicht an, obwohl diese einen bedeutenden Einfluss auf die Intention und das Verhalten ausüben. (Lippke & Renne-berg, 2006, S. 41) Zuletzt werden außerdem entwicklungspsychologische Besonderhei-ten berücksichtigt. Da Jugendliche eher gegenwartsorientiert handeln zielt der Wettbe-werb durch das Vergeben von Preisen auf positive kurzfristige Konsequenzen für das Nichtrauchen ab, anstatt die Jugendlichen mit gesundheitlichen Langzeitfolgen des Rau-chens zu konfrontieren. (Isensee & Hanewinkel, 2012, S. 111) Laut des LPR erfüllt das Präventionsprogramm die Kriterien in Bezug auf die Konzeptqualität. (2022b, S. 2)

Zur Wirksamkeit des Nichtrauch-Wettbewerbs liegen verschiedene Evaluationsstudien mit überwiegend positiven Ergebnissen vor. (Isensee & Hanewinkel, 2018, S. 1449) Als Beispiel soll eine cluster-randomisierte Studie von Isensee et al. (2012) herangezogen werden. Die Stichprobe besteht aus 84 Schulen aus Sachsen-Anhalt mit insgesamt 208 Klassen, woraus sich eine Stichprobengröße von n = 3490 ergibt. Es wurden Gymnasien sowie Sekundarschulen einbezogen. Ähnlich der Evaluationsstudie zu Glasklar wurden auch hier ganze Schulen zufällig einer Interventions- und einer Kontrollgruppe zugewiesen, wobei die Stichprobe zuvor nach Schulart geschichtet wurde. Während die Schulen der Interventionsgruppe das Präventionsprogramm im Zeitrahmen von 6 Monaten durchführten, erhielten die restlichen Klassen der Kontrollgruppe gewöhnlichen Unterricht. Die insgesamt vier Erhebungen wurden mit anonymen, schriftlichen Fragebögen umgesetzt. Die Baseline-Befragung fand kurz vor Beginn der Intervention statt, die zweite Erhebung kurz nach Ende des Wettbewerbs, die dritte 12 Monate und die letzte 19 Monate nach der Baseline-Befragung. (Isensee et al., 2012, S. 335) Dabei wurden die Kriterien Gegenwärtiges Rauchverhalten und Rauchverhalten über die gesamte Lebensspanne hinweg untersucht. Kritisch hervorzuheben ist, dass es sich hierbei um Selbstauskünfte der Schüler*innen handelt, die nicht biochemisch kontrolliert wurden. Die Ergebnisse der Studie weisen auf einen präventiven Effekt 12 Monate nach Ende des Wettbewerbs hin. Es sticht hervor, dass das Präventionsprogramm seine Wirkung insbesondere bei Gelegenheitsrauchenden zeigt. So konnte beobachtet werden, dass sich Schüler*innen aus der Interventionsgruppe, die in der Baseline-Befragung bereits mit dem Rauchen experimentierten, seltener zu regelmäßig Rauchenden entwickelten als Schüler*innen, die nicht an der Intervention teilgenommen haben. Dieser moderate präventive Effekt beschränkt sich jedoch nur auf diejenigen Schüler*innen, die sich schon bzw. noch in der experimentellen Phase des Rauchens befinden. Kein Effekt konnte bei Nichtrauchenden und regelmäßig Rauchenden festgestellt werden. Es kann also abgeleitet werden, dass der Wettbewerb in einer kritischen Übergangsphase Einfluss auf die Jugendlichen nehmen kann und, dass frühe experimentelle Rauchende besonders zugänglich für die Intervention sind. (Isensee et al., 2012, S. 339)

Insgesamt verleiht der LPR dem Programm „Be Smart – Don't Start" 5 Sterne in Bezug auf das Evaluationsniveau und Beweiskraft. Entsprechende Studien weisen außerdem auf ein positives Kosten-Nutzen-Verhältnis hin. Auch die Akzeptanz des Präventionsprogramms ist gegeben. Immerhin bewerten rund 90 % der Schüler*innen und Lehrkräfte den Wettbewerb und seine Regeln als positiv. (Isensee & Hanewinkel, 2018, S. 1449) Schlussfolgernd ist die kostenlose und leicht umzusetzende Maßnahme nicht nur effektiv sondern auch praktikabel und erzielt dementsprechend eine hohe Reichweite. (Isensee & Hanewinkel, 2018)

3.4 Präventionsprogramm „Unplugged"

3.4.1 Allgemeine Informationen

Das standardisierte manualisierte Unterrichtsprogramm „Unplugged" dient der schulischen Primärprävention des Konsums und Missbrauchs legaler und illegaler Substanzen und ist in der grüne Liste Prävention des LPR aufgenommen. Es richtet sich an Jugendliche zwischen 12 und 14 Jahren, liefert Informationen zu verschiedenen Substanzen und basiert auf dem Prinzip, normative Überzeugungen zu korrigieren und gleichzeitig soziale und Lebenskompetenzen zu fördern. Es spricht somit Fähigkeiten, wie kritisches und kreatives Denken, strukturiertes Problemlösen, effektive Kommunikation, Beziehungskompetenzen, Selbstwahrnehmung, Empathie und Emotionsbewältigung an. (LPR, 2022c, S. 1) Das im Rahmen des Projekts „European Drug Addiction Prevention Trial" (EU-DAP) entwickelte Programm besteht dabei aus 12 einstündigen Unterrichtseinheiten, die von speziell geschulten Lehrkräften durchgeführt werden. (Vigna-Taglianti et al., 2014, 68) Für die Umsetzung liegt ein Handbuch für Lehrkräfte, ein Arbeitsbuch für Schüler, Quizkarten und Arbeitsunterlagen für Elternabende vor. Die Inhalte der Unterrichtseinheiten, die in Anl. 2 zusammenfassend dargestellt sind, fokussieren die Aspekte Informationen und Einstellungen sowie zwischenmenschliche und intrapersonelle Kompetenzen. Die Darbietung der Lerneinheiten geschieht in Form von Präsentationen, Vertragsmanagement, Gruppenarbeiten, Hausaufgaben, Rollenspielen, Kollagen, Spielen, Plenumsdiskussionen, Quizzes und Feedbacks. (LPR, 2022c, S. 1) Die Materialien und die Lehrkräfteschulung sind dabei kostenpflichtig und belaufen sich auf etwa 200 € pro Klasse. (Faggiano et al., 2010, S. 57)

3.4.2 Evaluation

Das Programm Unplugged basiert auf dem Konzept des umfassenden sozialen Einflusses (Comprehensive Social Influence). (Vigna-Taglianti et al., 2014, 68) Sozialer Einfluss bedeutet, dass die Einwirkung anderer Personen oder Gruppen die eigenen Meinungen, Einstellungen und das Verhalten verändern. (Hölzl, n. d.) Aus gesundheitspsychologischer Perspektive ist die Förderung des Widerstands gegenüber sozialem Einfluss, neben der Förderung allgemeiner Lebenskompetenzen, eines der wichtigsten Bestandteile moderner Präventionsprogramme des Substanzkonsums Jugendlicher, da in der

Adoleszenz insbesondere die Peergruppe einen zentralen Einfluss auf eigene gesund-heitsgefährdende Verhaltensweisen ausübt. (Roth & Petermann, 2006, S. 167) Dement-sprechend wird in den Unterrichtseinheiten von Unplugged z. B. die Bedeutung von Gruppeneinflüssen und Gruppenerwartungen thematisiert und insgesamt der Aufbau von sozialen Kompetenzen fokussiert. Darüber hinaus strebt das Programm die Förde-rung weiterer Bewältigungsfertigkeiten an, die über den Substanzgebrauch hinausge-hen. Solche allgemeinen Lebenskompetenzen könnten die Jugendlichen bei der Unter-lassung eines Risikoverhaltens unterstützen, indem die SE gestärkt und die Bewältigung behindernder Faktoren erleichtert wird. (Lippke & Renneberg, 2006, S. 42–43; Roth & Petermann, 2006, S. 168) Laut dem LPR erfüllt Unplugged die Kriterien in Bezug auf die Konzeptqualität. (2022c, S. 2)

Die Wirksamkeit von Unplugged wurde u. a. von Faggiano et al. (2010) im Rahmen einer internationalen randomisierten Kontrollstudie untersucht. Die Stichprobe bestand aus 12-14 jährigen Schüler*innen von 143 weiterführenden Schulen aus insgesamt 7 euro-päischen Ländern (Italien, Österreich, Belgien, Griechenland, Deutschland, Spanien, Schweden). (LPR, 2022c, S. 2) Die Schulen wurden zufällig als Versuchs- oder als Kon-trollschule ausgewählt, wobei von Oktober bis Januar (Schuljahr 2004/2005) 3547 Schü-ler*innen am Unplugged Programm teilnahmen und die restlichen 3532 Jugendlichen der Kontrollgruppe gewöhnlichen Unterricht erhielten. Zu erwähnen ist, dass einige In-terventions-Schulen nach der Randomisierung aus der Studie ausstiegen. Vermutlich führte die Realisation über den erhöhten Arbeitsaufwand durch die Teilnahme zu den genannten Abbrüchen. (Faggiano et al., 2010, S. 62) Vor der eigentlichen Intervention wurden die involvierten Lehrkräfte im Rahmen eines 2,5-tägigen Kurses geschult. Um die Verhaltens- und Einstellungsveränderung der Schüler aus Interventions- und Kon-trollgruppe zu vergleichen, wurde eine Fragebogenuntersuchung mit drei Messzeitpunk-ten (Prä, Post, Follow-up nach 15 Monaten) durchgeführt. (Faggiano et al., 2010, S. 57; LPR, 2022c, S. 2) Die Untersuchung der Wirksamkeit des Programms geschah primär anhand der Kriterien Tabak-, Alkohol und illegaler Substanzkonsum sowie sekundär an-hand der Kriterien Wissen, Fähigkeiten, Einstellungen und Konsumabsichten. (Faggiano et al., 2010, S. 58) Die Ergebnisse zeigen, dass das Programm Unplugged positive Ef-fekte auf den Konsum und den Erstkontakt mit psychotropen Substanzen erzielt. Tab. 1 fasst weitere wichtige Erkenntnisse der Kontrollstudie zusammen (Faggiano et al., 2010, S. 62; LPR, 2022c, S. 2):

Positiver Effekt:	• Verringerung von Erstkontakten mit psychotropen Substanzen • Deutlicher Rückgang des Tabak-, Alkohol-, und Cannabiskonsumrisikos • Anhaltende positive Effekte auf das Risiko für Betrunkenheit • Anhaltende positive Effekte auf regelmäßigen Cannabiskonsum in den letzten 30 Tagen
Kein/ geringer Effekt:	• kaum Wirkung auf Stärkung der Fähigkeiten zur Kommunikation, der Entscheidungsfindung, und der Ablehnung von Drogen • Kurzfristige Wirkung auf täglichen Zigarettenkonsum
Sonstiges:	• Bessere Wirkung bei Jungen als bei Mädchen • Effektiver bei Cannabiskonsum als bei Tabakkonsum • Bessere Ergebnisse bei regelmäßigem als bei gelegentlichem Konsum

Tab. 1 Ergebnisse der internationalen Kontrollstudie zur Überprüfung der Wirksamkeit des Programms Unplugged
(eigene Darstellung)

Laut den Ergebnissen einer Mediatorenanalyse sind die positiven Effekte bezüglich des Cannabiskonsums vorwiegend auf die Korrektur normativer Einstellungen und die Korrektur positiver Erwartungshaltungen gegenüber der Substanz und illegaler Drogen zurückzuführen. (LPR, 2022c, S. 2)

Insgesamt vergibt der LPR dem Präventionsprogramm Unplugged 5 Sterne für eine starke Beweiskraft. (2022c, S. 2) In Bezug auf die Praktikabilität ist zu berücksichtigen, dass einzelne notwendige Elemente des Programms Kosten verursachen, die sich auf etwa 200 € pro Klasse belaufen. (Faggiano et al., 2010, S. 57) Hinzu kommt, dass die beteiligten Lehrkräfte zunächst an einer Schulung teilnehmen müssen, um die Unterrichtseinheiten gemäß des Programms durchzuführen. Dafür erzielt Unplugged positive Effekte nicht nur in Bezug auf eine Substanz, sondern auf psychotrope Substanzen im Allgemeinen. (LPR, 2022c, S. 1–2)

3.5 Zusammenfassender Vergleich der Programme

Bei allen drei Programmen handelt es sich um Präventionsmaßnahmen für Substanzkonsum, welche im schulischen Setting Anwendung finden. Die Aktion Glasklar fokussiert gezielt den Alkoholkonsum und der Wettbewerb Be Smart den Tabakkonsum. Unplugged deckt dahingegen das gesamte Spektrum an legalen und illegalen Substanzen ab. In Hinblick auf die theoretischen Hintergründe der Programme wird deutlich, dass das Konzept des sozialen Einflusses wiederholt aufgegriffen wird. Die Aktion Glasklar und Unplugged vermitteln Kompetenzen, die die Jugendlichen zum Widerstand gegenüber sozialen Einflüssen befähigen sollen, wobei Unplugged hier etwas umfangreicher gestaltet ist. Im Gegensatz dazu nutzt Be Smart den sozialen Einfluss als Antrieb, indem das Nichtrauchen im Rahmen des Wettbewerbs eine subjektiven Norm darstellt. (Isensee & Hanewinkel, 2012, S. 111) Nur die Aktion Glasklar legt den Fokus auf die Aufklärung über die Substanz und bedient sich damit einer abschreckenden Wissensvermittlung. Unplugged thematisiert ebenfalls Konsequenzen des Rauchens, doch liegt der Schwerpunkt eher auf der Förderung von sozialen und intrapersonellen Kompetenzen. (LPR, 2022c, S. 1) Be Smart hebt sich hier ab, da der Wettbewerb weder auf Wissensvermittlung noch auf Kompetenzförderung basiert, sondern der präventive Effekt unterschwellig durch z. B. Wirkprinzipien sozialer Lerntheorien (positive Verstärkung, Modelllernen) erzielt wird. (Isensee & Hanewinkel, 2012, S. 111)

In Hinblick auf die Wirksamkeit lässt sich sagen, dass alle drei Programme laut dem LPR eine starke Beweiskraft (5 Sterne) besitzen und die Evaluationsergebnisse überwiegend positiv ausfallen. (2022a, S. 2, 2022b, S. 2, 2022c, S. 2) Auf der verhaltensbezogenen Ebene verringert die Aktion Glasklar die Häufigkeit des Rauschtrinkens. (Isensee & Hanewinkel, 2021, S. 734) Be Smart besitzt das Potenzial den Übergang von experimentellem zu regelmäßigem Tabakkonsum abzuwenden oder hinauszuzögern. (Isensee et al., 2012, S. 339) Im Vergleich dazu wirkt Unplugged nicht substanzspezifisch sondern erzielt Effekte auf verschiedenen Ebenen. Interessant ist, dass Unplugged besonders die regelmäßigen Konsumenten erreicht, während Be Smart besser bei unregelmäßigem Konsum wirkt. Darüber hinaus erzielt Unplugged, genauso wie die Aktion Glasklar, positive Effekte auf das Rauschtrinken. Insgesamt weist Unplugged das breiteste Wirkungsspektrum auf und beeinflusst des Weiteren den Erstkontakt mit psychotropen Substanzen sowie insbesondere den Cannabiskonsum. (Faggiano et al., 2010, S. 62)

Die Praktikabilität lässt sich zum Beispiel anhand der Kosten, des (zeitlichen) Aufwands oder der Akzeptanz des Programms beurteilen. Unplugged ist das einzige Programm, welches nicht kostenlos zur Verfügung steht und erfordert einen höheren

Vorbereitungsaufwand durch das mehrtägige Lehrkräftetraining. (Faggiano et al., 2010, S. 57) Die Aktion Glasklar zeichnet sich dahingegen durch die leichte Umsetzbarkeit aus und auch Be Smart weist ein positives Kosten-Nutzen-Verhältnis auf. Anzumerken ist außerdem, dass die Programme Aktion Glasklar und Be Smart sehr gut angenommen werden und breit akzeptiert sind. (Isensee & Hanewinkel, 2018, S. 1449, 2021, S. 735) Berücksichtigt werden muss insgesamt aber, dass Unplugged als einzelne Maßnahme präventive Effekte in Bezug auf mehrere Substanzen erzielt und sich nicht auf den Alkoholkonsum oder das Rauchen beschränkt.

4. Diskussion

4.1 Empfehlungen zum Einsatz der untersuchten Programme

Allgemein sind alle drei universellen Präventionsprogramme theoretisch fundiert entwickelt, besitzen eine starke Beweiskraft in Bezug auf die Wirksamkeit und sind darüber hinaus im Setting Schule gut umzusetzen. Im Folgenden sollen die wichtigsten Erkenntnisse diskutiert werden, um zu einer Einschätzung zu gelangen, inwieweit die Maßnahmen zur Prävention von schädlichem Substanzkonsum zu empfehlen sind.

Die Aktion Glasklar eignet sich zur universellen Prävention des Alkoholkonsums, wobei die Grenzen der Wirksamkeit berücksichtigt werden sollten. Zunächst ist positiv anzumerken, dass sich das praktikable Programm für das Setting Schule sehr gut eignet und dabei die gesamte Zielgruppe der jugendlichen Schüler*innen gleichermaßen anspricht. Dennoch begrenzt sich der präventive Effekt des Programms auf die Häufigkeit des Rauschtrinkens. (Morgenstern et al., 2009, S. 407) In Hinblick auf das Ziel, schädlichen Substanzkonsum vorzubeugen muss hinterfragt werden, ob nur die Konsumform des Rauschtrinkens zu Schäden führt, oder ob andere Konsumformen, z. B. der tägliche Konsum kleinerer Mengen, langfristig betrachtet ebenso relevant sind. Insgesamt ist die Aktion Glasklar empfehlenswert, um Jugendlichen verantwortungsvollen Konsum (in Bezug auf die Menge) näherzubringen. Dabei können insbesondere unmittelbare Schäden durch eine außergewöhnlich hohe Trinkmenge pro Trinkgelegenheit (Unfälle, Gewalt, Alkoholvergiftung, etc.) vorgebeugt werden. Unklar ist, inwieweit auch langfristige Schäden, wie Herz-Kreislauf-Krankheiten oder Krebserkrankungen vermieden werden können.

Be Smart, der Nichtrauch-Wettbewerb, ist eine einfache universelle Präventionsmethode, um Tabakkonsum unter Jugendlichen spielerisch vorzubeugen. Aber auch bei diesem Programm liegen einige Limitationen vor. So ist die Teilnahme am Wettbewerb nur bei Klassen mit einem Rauchenden-Anteil unter 10 % zu empfehlen. (LPR, 2022b, S. 1) Gleichzeitig scheint sich der präventive Effekt auf Schüler zu beschränken, die mit dem Rauchen experimentieren (Isensee et al., 2012, S. 339), wodurch Nichtrauchende und regelmäßig Rauchende nicht erreicht werden. Tabakkonsum geht jedoch mit vielen gesundheitlichen Schäden, wie Herz-Kreislauf-Erkrankungen, Atemwegserkrankungen und Krebserkrankungen einher, deren Erkrankungsrisiko mit der Zahl der täglich gerauchten Zigaretten, einem frühen Rauchbeginn, einer hohen Anzahl an Rauchjahren sowie mit der Intensität der Inhalation steigt. (Kröger, 2021, S. 580) Somit ist eine Schwäche des Programms, dass die Jugendlichen, die durch den frühen regelmäßigen

Konsum besonders gefährdet sind, nicht profitieren. Dennoch hat der Wettbewerb in Bezug auf experimentelle Konsumenten das Potenzial einen frühen Rauchbeginn abzuwenden und die Anzahl der Rauchjahre zu verringern, sodass das Risiko der Manifestation eines gesundheitsschädlichen Gebrauchsmusters zumindest für diese Teilgruppe reduziert werden kann. Zudem konnte ausgeschlossen werden, dass rauchende Schüler während des Wettbewerbs Mobbing oder Ausgrenzung erfahren haben. (Isensee & Hanewinkel, 2018, S. 1449) Somit ist auch dieses Programm unter Berücksichtigung der genannten Einschränkungen zu empfehlen.

Das dritte Präventionsprogramm Unplugged weist ein breites Wirkungsspektrum auf und ist daher besonders empfehlenswert, wenn schädlicher Konsum von legalen und illegalen Substanzen im Allgemeinen vorgebeugt werden soll. Die Wirkung beschränkt sich also nicht auf bestimmte Substanzen. Die Verringerung von Erstkontakten mit psychotropen Substanzen ist dabei eines der lohnenswerten Ergebnisse. Allerdings zeigen sich auch unterschiedlich starke Effekte je nach Substanz. Während Unplugged in Bezug auf das Cannabiskonsumrisiko z. B. besonders gute Ergebnisse erzielt, wird eine eher kurzfristige Wirkung (die nach 15 Monaten nachließ) auf das Tabakkonsumrisiko beobachtet. (Faggiano et al., 2010, S. 62; LPR, 2022c, S. 2) Hinzu kommt, dass das Programm eher den männlichen Teil der Zielgruppe erreicht, während die positiven Effekte bei den weiblichen Teilnehmern geringer ausfallen. Im Gegensatz zu Be Smart ist Unplugged außerdem effektiver bei regelmäßigem Konsum. (LPR, 2022c, S. 2) Trotz der genannten Einschränkungen und eines höheren Aufwands im Vergleich zu den anderen Programmen ist Unplugged empfehlenswert, da es ein sehr breites Wirkungsspektrum aufweist. Erstens beschränkt sich der präventive Effekt nicht auf eine einzelne Substanz, zweitens werden auch illegale Drogen miteinbezogen und drittens wird sogar die Gruppe der bereits regelmäßig Konsumierenden erreicht. Schädlicher Gebrauch wird schließlich durch die Abwendung von Konsumbeginn und Verringerung von regelmäßigem Konsum vorgebeugt.

4.2 Kritische Reflexion des Vorgehens

Im Rahmen dieser Arbeit wurden drei Präventionsprogramme untersucht und verglichen, um abschließend zu beurteilen, inwieweit diese zur Prävention schädlichen Substanzgebrauchs empfohlen werden können. Insgesamt ergab sich eine interessante Nebeneinanderstellung, die die jeweiligen Schwächen und Stärken der Programme deutlich machen konnte. Auch Bezüge zu gesundheitspsychologischen Aspekten ließen sich auf Basis des Theorieteils herstellen.

Während der Bearbeitung der Hausarbeit wurde jedoch an einzelnen Stellen deutlich, dass nicht durchgehend ein Bezug zum schädlichen Gebrauch hergestellt werden konnte und daher Kompromisse erforderlich waren. Als Beispiel bezieht sich das Kapitel Epidemiologie des Theorieteils auf den Substanzkonsum von Jugendlichen im Allgemeinen, da spezifische Informationen zur Verbreitung von schädlichem Gebrauch schwer zugänglich waren. Darüber hinaus werden auch die im Anwendungsteil ausgewählten Präventionsprogramme nicht in erster Linie als Präventionsprogramme für schädlichen Gebrauch beworben, sondern meist als Präventionsprogramme für Substanzkonsum im Allgemeinen. Es scheint der Autorin jedoch plausibel, dass insbesondere schädliche Konsumformen inbegriffen sind. So ist das Ziel der Aktion Glasklar nicht per se die Abstinenz der Schüler*innen sondern der verantwortungsvolle Konsum, welcher riskante Konsummuster (wie Rauschtrinken) ausschließt. Die Auswahl der Programme bietet darüber hinaus Einblick in Maßnahmen mit teilweise verschiedenen Ansätzen und Methoden, sodass sich ein Vergleich in Hinsicht auf theoretische Fundierung, Wirksamkeit und Praktikabilität besonders gut anbietet.

Durch die Begrenzung des Umfangs der Hausarbeit konnten viele Aspekte nicht sonderlich ausführlich bearbeitet werden. Daher wird insbesondere in Bezug auf die Darstellung ätiologischer sowie gesundheitspsychologischer Modelle und Theorien kein Anspruch auf Vollständigkeit erhoben. Nichtsdestotrotz konnte im Theorieteil eine angemessene Grundlage für die Erarbeitung des Anwendungsteils geschaffen werden. Daran anknüpfend wird darauf hingewiesen, dass die Auseinandersetzung mit den Präventionsprogrammen im Anwendungsteil eher oberflächlich ausfällt, da insgesamt drei verschiedene Maßnahmen anhand mehrerer Kriterien beurteilt wurden und zu Gunsten der Vollständigkeit auf eine tiefere Auseinandersetzung einzelner Aspekte verzichtet wurde. Diese Hausarbeit kann lediglich einen ersten Überblick verschaffen, sodass die Autorin der Leserschaft zu einer weiteren Vertiefung der Thematik rät.

5. Fazit und Ausblick

Im Rahmen dieser Hausarbeit wurde untersucht, inwiefern sich drei ausgewählte schulische Programme zur Prävention von schädlichem Substanzgebrauch im Jugendalter eignen. Die Analyse mit den Schwerpunkten auf theoretische Fundierung, Wirksamkeit und Praktikabilität ergab, dass alle drei Programme die grundsätzlichen Erfordernisse erfüllen und einen präventiven Effekt erzielen. In die Konzeption der Maßnahmen floss ätiologisches, entwicklungs- und gesundheitspsychologisches Wissen ein, sodass die Wirkprinzipien nachzuvollziehen sind. Auch in Bezug auf die Wirksamkeit konnten ausreichend Belege gefunden werden, die im Rahmen anspruchsvoller Evaluationsstudien erhoben wurden. Hervorzuheben ist, dass alle drei Programme Teil der „grünen Liste Prävention" des LPR sind. Gleichzeitig wurde jedoch auch deutlich, dass sich die präventiven Effekte auf ausgewählte Bereiche beschränken und z. B. nicht immer die gesamte Zielgruppe in gleichem Maße erreicht werden kann. Des Weiteren scheinen sich die Programme in bestimmten Punkten passend zu ergänzen, sodass es sich anbietet, die Schwächen durch eine Kombination der Programme auszugleichen. Da es nicht kostenfrei zur Verfügung steht schneidet Unplugged in Bezug auf die Praktikabilität am schlechtesten ab, wobei insgesamt alle drei Präventionsprogramme vergleichsweise leicht umzusetzen sind und trotzdem einen deutlichen präventiven Effekt erzielen. Damit kann auch die eingangs formulierte Forschungsfrage positiv beantwortet werden: Sofern die einzelnen Limitationen berücksichtigt werden, haben bereits niederschwellige und einfache schulische Präventionsprogramme das Potenzial schädlichem Substanzkonsum im Jugendalter vorzubeugen. Dabei muss stets berücksichtigt werden, dass eine einzelne Maßnahme niemals alle relevanten Einflussfaktoren berücksichtigen kann und der präventive Effekt meist recht spezifisch ist.

In dieser Arbeit wurde sich auf den schädlichen Substanzkonsum fokussiert, wodurch die Betrachtung von Substanzabhängigkeit in den Hintergrund rückte. Dadurch blieb allerdings die Frage offen, inwieweit es in diesem Kontext sinnvoll ist, die beiden Formen substanzbezogener Störung getrennt voneinander zu betrachten. Weiterer Forschungsbedarf besteht außerdem in Hinblick darauf, ob sich neben universellen Programmen auch selektive oder sogar indizierte Präventionsmaßnahmen im schulischen Alltag integrieren lassen. So würde eine Versorgung mehrerer Zielgruppen stattfinden, die die schulische Prävention von substanzbezogenen Störungen besonders effektiv machen würde. Insgesamt stellt die Schule ein Schlüsselsetting für präventive Maßnahmen dar, sodass die Analyse der Möglichkeiten und Grenzen für präventive Zwecke spannendes Thema anschließender Forschungsarbeit sein könnte.

6. Anlagen

Anl. 1   Risikofaktoren für die Entwicklung eines problematischen Konsums

Risikofaktoren für die Entwicklung eines problematischen Konsums
- Biologisch-genetische Vulnerabilität
- Persönlichkeitseigenschaften (z. B. Neugierde, niedrige Impulskontrolle, externale Kontrollüberzeugung, Ängstlichkeit, Extraversion)
- Verfügbarkeit bzw. leichte Erreichbarkeit der Substanz
- Starke Bindung an eine soziale Bezugsgruppe (»Peer-group«) mit problematischen Konsummustern
- Starke Beeinflussbarkeit des Individuums durch sozialen Druck in der Bezugsgruppe
- Positive Bewertung des Substanzgebrauchs in dieser Bezugsgruppe und hoher Druck der Mitglieder zum Gebrauch
- Erwartung von Vorteilen durch den Gebrauch (Kontakterleichterung, Zugehörigkeit zu einer bestimmten Bezugsgruppe u. Ä.)
- Positive Erwartungen an die Wirkungen der Substanz sowie
- Beobachtung positiver Konsequenzen des Gebrauchs bei Dritten

Quelle: Bühringer & Behrendt, 2018, S. 338

Anl. 2   Inhalte der 12 Unterrichtseinheiten des Präventionsprogramms „Unplugged"

- Einführung in das Programm
- Festsetzen von Regeln für die Lektionen
- Reflektion des Wissens über Drogen
- Klärung von Gruppeneinflüssen und Gruppenerwartungen
- Informationen über verschiedene Einflussfaktoren des Drogenkonsums
- Förderung des kritischen Überdenkens von Informationen
- Reflexion von eigener Meinung und tatsächlichen Daten
- Informationen über Auswirkungen des Rauchens
- adäquates Äußern von Gefühlen
- Unterschiede verbaler und nonverbaler Kommunikation
- Förderung des Selbstbewusstseins und Respekts gegenüber anderen
- Erkennen und Akzeptieren von positiven Qualitäten
- Akzeptanz positiven Feedbacks
- Übung und Reflexion des Kontaktaufbaus mit anderen
- Informationen zu positiven und negativen Wirkungen des Drogenkonsums
- Selbstkontrolle
- Förderung kreativen Denkens
- Bewältigungsstrategien
- strukturiertes Problemlösen
- Entscheidungsfindung
- Setzen von Zielen

Quelle: LPR, 2022c, S. 1

7. Literaturverzeichnis

Bengel, J. & Deinzer, R. (n. d.). Gesundheitspsychologie und Medizinische Psychologie. In M. A. Wirtz (Hrsg.), *Dorsch Lexikon der Psychologie*. Bern: Hogrefe. Verfügbar unter: https://dorsch.hogrefe.com/gebiet/gesundheitspsychologie-und-medizinische-psychologie

Bühringer, G. & Behrendt, S. (2018). Substanzkonsumstörungen (Alkohol und illegale Drogen). In J. Margraf & S. Schneider (Hrsg.), *Psychologische Therapie bei Indikationen im Erwachsenenalter* (Lehrbuch der Verhaltenstherapie / Jürgen Margraf, Silvia Schneider (Hrsg.), Band 2, 4. Aufl., S. 333–356). Berlin: Springer.

Bühringer, G., Behrendt, S. & Endrass, T. (2020). Störungen im Zusammenhang mit psychotropen Substanzen und abhängigen Verhaltensweisen. In J. Hoyer & S. Knappe (Hrsg.), *Klinische Psychologie & Psychotherapie* (Lehrbuch, 3., vollständig überarbeitete und erweiterte Auflage, S. 837–864). Berlin: Springer.

Bundesministerium für Gesundheit. (2022). *Prävention,* Bundesministerium für Gesundheit. Verfügbar unter: https://www.bundesgesundheitsministerium.de/service/begriffe-von-a-z/p/praevention.html

Bundesministerium für Unterricht, Kunst und Kultur (Hrsg.). (2012). *Suchtprävention in der Schule* (4. Aufl.).

Daniel, S., Jansen, L. & Baumann, R. (2020). *Grundlagen der Gesundheitspsychologie. Studienbrief der SRH Fernhochschule* (3. Aufl.). Titel Nr. 1043-03.

Deutsche Gesellschaft für Psychologie. (2023). *Was ist Gesundheitspsychologie?,* Deutsche Gesellschaft für Psychologie. Zugriff am 04.02.2023. Verfügbar unter: https://www.dgps.de/fachgruppen/gesundheitspsychologie/info/

Dilling, H., Mombour, W. & Schmidt, M. H. (Hrsg.). (2015). *ICD-10. Internationale Klassifikation psychischer Störungen* (10. Aufl.). ICD-10 Kapitel V (F); Klinisch diagnostische Leitlinien. Bern: Hogrefe.

Egger, J. W. (2011). Selbstwirksamkeitserwartung. ein bedeutsames kognitives Konstrukt für gesundheitliches Verhalten. *Psychologische Medizin, 22*(2), 43–58.

Faggiano, F., Vigna-Taglianti, F., Burkhart, G., Bohrn, K., Cuomo, L., Gregori, D. et al. (2010). The effectiveness of a school-based substance abuse prevention program: 18-month follow-up of the EU-Dap cluster randomized controlled trial. *Drug and Alcohol Dependence, 108*(1-2), 56–64. https://doi.org/10.1016/j.drugalcdep.2009.11.018

Franzkowiak, P. (2018). *Prävention und Krankheitsprävention.* Bundeszentrale für gesundheitliche Aufklärung (BZgA). https://doi.org/10.17623/BZGA:224-I091-2.0

Hölzl, E. (n. d.). sozialer Einfluss. In M. A. Wirtz (Hrsg.), *Dorsch Lexikon der Psychologie*. Bern: Hogrefe. Verfügbar unter: https://dorsch.hogrefe.com/stichwort/einfluss-sozialer

IFT-Nord gemeinnützige GmbH. (2023). *Aktion Glasklar,* IFT-Nord gemeinnützige GmbH. Zugriff am 17.01.2023. Verfügbar unter: https://www.ift-nord.de/de/praevention/aktion-glasklar

Isensee, B. & Hanewinkel, R. (2011, 30. November). *15 Jahre "Be Smart - Don't Start" in Deutschland. 9. Deutsche Konferenz für Tabkkontrolle*. Symposium "Tabakprävention: Rauchfreie Kindheit und Jugend", Heidelberg.

Isensee, B. & Hanewinkel, R. (2012). Meta-Analysis on the Effects of the Smoke-Free Class Competition on Smoking Prevention in Adolescents. *European Addiction Research, 18*(3), 110–115. https://doi.org/10.1159/000335085

Isensee, B. & Hanewinkel, R. (2018). Tabakprävention im Setting Schule am Beispiel von „Be Smart – Don't Start". *Bundesgesundheitsblatt, Gesundheitsforschung, Gesundheitsschutz* [School-based tobacco prevention: the "Be Smart - Don't Start" program], *61*(11), 1446–1452. https://doi.org/10.1007/s00103-018-2825-9

Isensee, B. & Hanewinkel, R. (2021). „Aktion Glasklar" – eine Informations- und Sensibilisierungskampagne zur Alkoholprävention im Jugendalter. *Bundesgesundheitsblatt, Gesundheitsforschung, Gesundheitsschutz* ["Aktion Glasklar"-an information and awareness campaign to prevent alcohol consumption in adolescence], *64*(6), 733–736. https://doi.org/10.1007/s00103-021-03340-x

Isensee, B., Morgenstern, M., Stoolmiller, M., Maruska, K., Sargent, J. D. & Hanewinkel, R. (2012). Effects of Smokefree Class Competition 1 year after the end of intervention: a cluster randomised controlled trial. *Journal of Epidemiology and Community Health, 66*(4), 334–341. https://doi.org/10.1136/jech.2009.107490

Kröger, C. B. (2021). Tabakkonsum – ein wichtiges Feld der Prävention und Gesundheitsförderung. In M. Tiemann & M. Mohokum (Hrsg.), *Prävention und Gesundheitsförderung* (1. Aufl., S. 577–591). Berlin: Springer.

Landespräventionsrat Niedersachsen. (2022a). *Aktion Glasklar. Aktion Glasklar- Kampagne für Jugendliche zum verantwortungsbewussten Umgang mit Alkohol*. Stufe 3: Effektivität nachgewiesen, Landespräventionsrat Niedersachsen.

Landespräventionsrat Niedersachsen. (2022b). *Be smart - don't start. Der Wettbewerb für rauchfreie Schulklassen*. Stufe 3: Effektivität nachgewiesen, Landespräventionsrat Niedersachsen.

Landespräventionsrat Niedersachsen. (2022c). *Unplugged. Suchprävention im Unterricht*. Stufe 3: Effektivität nachgewiesen, Landespräventionsrat Niedersachsen.

Lippke, S. & Renneberg, B. (2006). Theorien und Modelle des Gesundheitsverhaltens. In B. Renneberg (Hrsg.), *Gesundheitspsychologie* (Springer-Lehrbuch Bachelor/Master, S. 35–60). Heidelberg: Springer Medizin.

Lippke, S. & Schüz, B. (2019). Modelle gesundheitsbezogenen Handelns und Verhaltensänderung. In R. Haring (Hrsg.), *Gesundheitswissenschaften* (Springer Reference Pflege – Therapie – Gesundheit, S. 299–310). Berlin: Springer.

Morgenstern, M., Wiborg, G., Isensee, B. & Hanewinkel, R. (2009). School-based alcohol education: results of a cluster-randomized controlled trial. *Addiction (Abingdon, England)*, 104(3), 402–412. https://doi.org/10.1111/j.1360-0443.2008.02471.x

Orth, B. & Merkel, C. (2020). *Die Drogenaffinität Jugendlicher in der Bundesrepublik Deutschland 2019. Rauchen, Alkoholkonsum und Konsum illegaler Drogen: aktuelle Verbreitung und Trends. BZgA-Forschungsbericht.* Bundeszentrale für gesundheitliche Aufklärung (BZgA). https://doi.org/10.17623/BZGA:225-DAS19-DE-1.0

Orth, B. & Merkel, C. (2022). *Der Substanzkonsum Jugendlicher und junger Erwachsener in Deutschland. Ergebnisse des Alkoholsurveys 2021 zu Alkohol, Rauchen, Cannabis und Trends. BZgA-Forschungsbericht.* Bundeszentrale für gesundheitliche Aufklärung (BZgA). https://doi.org/10.17623/BZGA:Q3-ALKSY21-DE-1.0

Paulik, R., Rabeder-Fink, I. & Uhl, A. (2012). Grundlagen. In Bundesministerium für Unterricht, Kunst und Kultur (Hrsg.), *Suchtprävention in der Schule* (4. Aufl., S. 12–51).

Robert Koch-Institut. (2023). *Prävention,* Robert Koch-Institut. Verfügbar unter: https://www.rki.de/DE/Content/Gesundheitsmonitoring/Themen/Praeven-tion/Praevention_node.html

Roth, M. & Petermann, H. (2006). Tabak, Alkohol und illegale Drogen: Gebrauch und Prävention. In B. Renneberg (Hrsg.), *Gesundheitspsychologie* (Springer-Lehrbuch Bachelor/Master, S. 157–172). Heidelberg: Springer Medizin.

Schwarzer, R., Lippke, S. & Luszczynska, A. (2011). Mechanisms of Health Behavior Change in Persons With Chronic Illness or Disability: The Health Action Process Approach (HAPA). *Rehabilitation Psychology*, 56(3), 161–170. https://doi.org/10.1037/a0024509

Thomasius, R. (2019). Substanzmissbrauch im Kindes- und Jugendalter. In G. F. Hoffmann, M. J. Lentze, J. Spranger, F. Zepp & R. Berner (Hrsg.), *Pädiatrie* (Springer Reference Medizin). Berlin: Springer. https://doi.org/10.1007/978-3-642-54671-6_22-2

Ullrich, J. (2018). Sucht, Abhängigkeit und schädlicher Gebrauch. Klassifikationen und Erklärungsansätze. In M. von Heyden, H. Jungaberle & T. Majić (Hrsg.), *Handbuch*

Psychoaktive Substanzen (Springer Reference Psychologie, 1. Aufl. 2018, S. 207–215). Berlin, Heidelberg: Springer Berlin Heidelberg.

Vigna-Taglianti, F. D., Galanti, M. R., Burkhart, G., Caria, M. P., Vadrucci, S. & Faggiano, F. (2014). "Unplugged," a European school-based program for substance use prevention among adolescents: overview of results from the EU-Dap trial. *New Directions for Youth Development*, (141), 67-82, 11-2. https://doi.org/10.1002/yd.20087

BEI GRIN MACHT SICH IHR WISSEN BEZAHLT

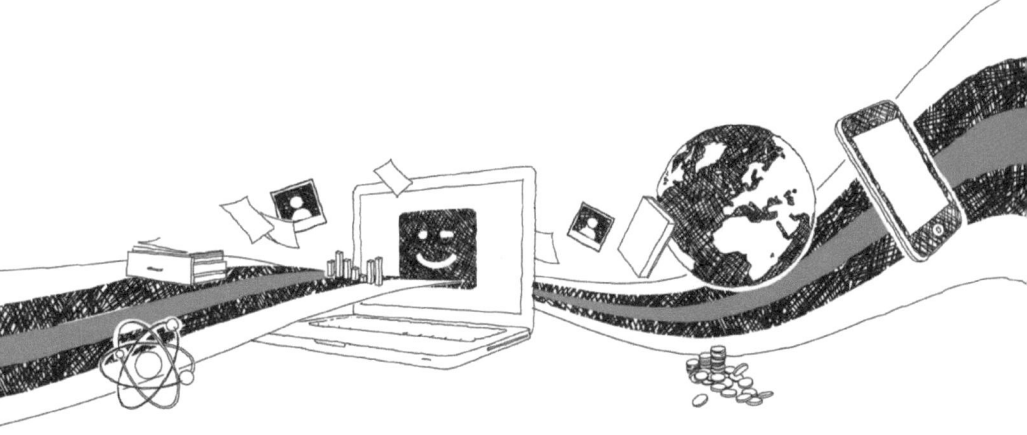

- Wir veröffentlichen Ihre Hausarbeit, Bachelor- und Masterarbeit

- Ihr eigenes eBook und Buch - weltweit in allen wichtigen Shops

- Verdienen Sie an jedem Verkauf

Jetzt bei www.GRIN.com hochladen und kostenlos publizieren

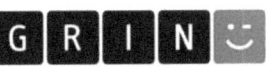